Yo Y Mi Dietas

Rodolfo Polanco

YO Y MI DIETAS

ISBN: 9798866556601

Copyright © 2023 Por Rodolfo Polanco

All rights reserved.

Esta es una obra de ficción. Los nombres, personajes, lugares e incidentes son usados ficticiamente. Cualquier parecido con los eventos actuales, personas, vivas o muertas es coincidencia.

Este libro está autorizado únicamente para su disfrute y educación personal. Nada en este libro debe ser interpretado como consejo o diagnóstico personal y no debe ser utilizado con ese propósito. La información de este libro no debe considerarse completa.

Contents

Introducción

Laura era como tantos otros en su posición: una mujer en la cuarentena, con una vida ocupada, responsabilidades familiares y una lucha constante con su peso. Sus días solían comenzar con promesas de cambios, pero su determinación a menudo se desvanecía ante las tentaciones de la vida cotidiana.

A simple vista, Laura parecía tenerlo todo bajo control. Tenía una carrera exitosa, una familia amorosa y un círculo cercano de amigos. Sin embargo, había una batalla interna que libraba en silencio, una batalla que la llevaba a una serie de intentos fallidos de seguir dietas de moda y tendencias de bienestar.

La búsqueda de la figura perfecta era un viaje familiar para Laura. A lo largo de los años, había probado casi todas las dietas imaginables: desde las más restrictivas hasta las que prometían resultados milagrosos en cuestión de días. Y aunque experimentaba momentos de éxito inicial, siempre se encontraba en el mismo lugar, atrapada en un ciclo de altibajos emocionales y frustración.

La motivación para cambiar su vida siempre estaba ahí, tan palpable como el sol de la mañana, pero la realidad de mantener una dieta estricta se volvía cada vez más desafiante. Laura había llegado a un punto en el que necesitaba una solución real, una que le permitiera encontrar la paz y la felicidad más allá de la báscula y los números en la etiqueta de su ropa.

A través de su historia, descubriremos las luchas y los triunfos, los momentos de debilidad y fortaleza, y la búsqueda constante de la verdadera serenidad en un mundo obsesionado con la imagen corporal. En "Yo y mis dietas", acompañaremos a Laura mientras navega por las aguas turbulentas de la autoimagen y descubre que la verdadera belleza no proviene solo de la pérdida de peso, sino de la confianza y el amor propio.

Capítulo 1

El punto de quiebre

El sol del amanecer se colaba por las cortinas entreabiertas de la habitación de Laura, pintando un delicado patrón de luz en su rostro. Laura yacía en la cama, en ese estado efímero entre el sueño y la vigilia, tratando de posponer el inevitable despertar. Pero la vida la llamaba con insistencia, como siempre lo hacía.

Laura se sentó en la cama y se estiró, sintiendo cómo los músculos se quejaban por el esfuerzo. Miró su reflejo en el espejo frente a ella, un espejo que había sido testigo de innumerables intentos de cambio a lo largo de los años. Con la mirada fija en su reflejo, sus pensamientos se deslizaron hacia la reunión de ayer en la oficina.

Había sido una reunión rutinaria, pero algo en el tono de voz de su jefe la había afectado profundamente. Esa mirada de desaprobación, esa sugerencia velada de que podría ser "más adecuada" para el papel si perdía algo de peso. Aunque Laura había tratado de ignorar las palabras, habían quedado impresas en su mente, como un eco constante que la seguía por todas partes.

Decidió que era hora de tomar medidas. Durante años, había sido presa de las promesas de dietas milagrosas y programas de pérdida de peso exprés que llenaban los estantes de las tiendas. Pero esta vez sería diferente. Esta vez, se comprometería de verdad. Había llegado a un punto de quiebre, un punto en el que la motivación superaba a las dudas.

Laura se levantó de la cama con determinación. Sabía que este no sería un proceso fácil, pero estaba dispuesta a intentarlo. Esa mañana, mientras se preparaba el desayuno, se sumergió en la búsqueda de la dieta perfecta. Hojeó revistas de salud, investigó en línea y escribió una lista de compras con ingredientes que nunca antes había considerado.

La decisión de comenzar una dieta radical fue el primer paso hacia su búsqueda de la serenidad. Se prometió a sí misma que esta vez sería diferente, que no abandonaría cuando las cosas se pusieran difíciles. La imagen de su reflejo en el espejo se convirtió en su motivación, y estaba decidida a alcanzar la perfección que había imaginado.

Carla, su mejor amiga desde la infancia, llegó más tarde esa tarde para ofrecer su apoyo. Laura le contó sobre su nueva determinación y cómo estaba dispuesta a cambiar su vida. Carla, aunque escéptica, prometió estar a su lado en este viaje, como siempre lo había estado.

Esa noche, Laura se acostó con la sensación de que finalmente estaba tomando el control de su vida. Pero lo que aún no sabía era que el camino hacia la serenidad estaba lleno de giros y vueltas, y que sus propias percepciones de belleza y felicidad estaban a punto de ser cuestionadas de manera profunda.

El viaje apenas había comenzado.

Capítulo 2

La promesa de un nuevo comienzo

Las primeras semanas de la dieta de Laura fueron un torbellino de emoción y cambios. Se sumergió en su nuevo plan de alimentación con una determinación feroz, siguiendo las pautas al pie de la letra. Las mañanas comenzaban con una rutina de ejercicios y un desayuno lleno de proteínas y verduras. Cada bocado era medido y pesado, y las tentaciones se mantenían a raya.

Laura estaba decidida a demostrarle al mundo, y especialmente a sí misma, que podía hacerlo. Se miraba en el espejo con admiración mientras notaba los primeros signos de pérdida de peso. Las prendas de ropa que habían quedado relegadas al fondo de su armario volvían a ser una opción viable. Incluso recibía elogios de amigos y familiares, quienes notaban su determinación y dedicación.

En el trabajo, las cosas también parecían estar mejorando. La mirada de desaprobación de su jefe se había desvanecido gradualmente, reemplazada por un tono de respeto y reconocimiento. Laura se sentía satisfecha de haber tomado el control de su vida y de haber demostrado su valía en términos de éxito laboral.

Carla, su amiga de toda la vida, la apoyaba en cada paso del camino. A menudo se unía a Laura en sus caminatas matutinas y la animaba cuando surgían momentos de duda. Pero, a medida que pasaban los días, Carla comenzaba a notar un cambio en su amiga. Laura se volvía cada vez más obsesiva con la comida y el ejercicio. Incluso empezaba a rechazar invitaciones sociales, temerosa de desviarse de su plan.

Una noche, mientras compartían una cena en casa de Carla, esta finalmente decidió abordar el tema. "Laura, estoy feliz de verte tan comprometida con tu salud, pero esto parece estar consumiéndote", dijo Carla con preocupación. "No deberías sacrificar tu felicidad por una imagen corporal ideal".

Laura miró a su amiga, sus ojos llenos de mezcla de gratitud y frustración. "Carla, ¿no entiendes? Esta es mi oportunidad de finalmente sentirme bien conmigo misma. Si no lo hago ahora, ¿cuándo lo haré?"

Carla suspiró y colocó una mano en el hombro de Laura. "Te entiendo, pero creo que debes encontrar un equilibrio. No se trata solo de tu apariencia, sino de tu bienestar emocional y mental también. No dejes que esta dieta se convierta en una obsesión".

Laura escuchó a su amiga, pero la voz de la determinación seguía susurrando en su interior. Sabía que había logrado progresos, pero también sabía que aún tenía un largo camino por recorrer para alcanzar su idea de la perfección. Esa noche, cuando regresó a casa y se miró en el espejo, las dudas y las ansiedades comenzaron a nublar su mente.

El punto de quiebre que la había llevado a emprender este viaje estaba claro en su memoria, pero Laura comenzaba a cuestionar si este camino la llevaría a la serenidad que tanto anhelaba o si solo la sumergiría más profundamente en la obsesión por la dieta.

Capítulo 3
El ciclo de altibajos

A medida que las semanas se convertían en meses, Laura comenzó a darse cuenta de que la promesa inicial de su nueva dieta estaba lejos de ser una experiencia lineal. Había momentos de triunfo y momentos de duda, y se encontraba atrapada en un ciclo constante de altibajos emocionales.

Los días en los que se despertaba con la sensación de logro, viendo los números en la báscula disminuir, eran días en los que su determinación se fortalecía. Se sentía invulnerable, como si finalmente hubiera encontrado la clave para su transformación. Estaba más cerca de alcanzar la serenidad que tanto anhelaba, o eso creía.

Pero esos momentos de triunfo se veían rápidamente eclipsados por momentos de debilidad. Las tentaciones eran difíciles de resistir, y a menudo caía en la trampa de los antojos y la comida reconfortante. Sentía una culpa abrumadora cada vez que se permitía un pequeño "desliz", como si hubiera arruinado todo su progreso. Las lágrimas de frustración se convirtieron en compañeras habituales en su camino.

En el trabajo, la situación era similar. A pesar de haber ganado respeto y reconocimiento, la presión de mantener su peso y su apariencia era agotadora. La observación constante de sus elecciones alimenticias y el miedo a decepcionar a sus superiores la mantenían en un estado constante de ansiedad.

Carla, quien seguía siendo su principal fuente de apoyo, se preocupaba cada vez más por Laura. Había notado cómo su amiga se había vuelto obsesiva con la comida y el ejercicio, y cómo se alejaba de las actividades y las salidas sociales que antes disfrutaba. Intentó hablar con Laura sobre su bienestar emocional, pero Laura seguía aferrada a la creencia de que la pérdida de peso era su única vía hacia la felicidad.

Una noche, mientras se enfrentaba a una mesa llena de comida tentadora en una reunión social, Laura no pudo contenerse.

Cedió a los antojos y comió más de lo que había planeado. Se sintió abrumada por la culpa y la autocrítica. Cuando Carla intentó consolarla, Laura explotó en lágrimas.

"¡No puedo hacerlo, Carla! Siempre me saboteo a mí misma. No sé cómo detener este ciclo interminable", confesó Laura entre sollozos.

Carla la abrazó con comprensión y le aseguró que estaba allí para apoyarla, pero que también era importante buscar un enfoque más equilibrado hacia su bienestar. La conversación dejó a Laura con una sensación de vulnerabilidad y una pregunta que resonaba en su mente: ¿podría encontrar la verdadera serenidad más allá de la dieta y los números en la báscula?

Esa noche, mientras se acurrucaba bajo las sábanas, Laura se enfrentó a una realidad que se había esforzado por ignorar. El camino hacia la serenidad no sería tan simple como seguir una dieta. Había llegado a un punto crítico en su viaje, uno en el que debía tomar decisiones importantes sobre su salud mental y emocional.

El ciclo de altibajos la había agotado, y estaba lista para explorar nuevas perspectivas en su búsqueda de la verdadera felicidad.

Capítulo 4

Amistad en tiempos de dieta

La amistad entre Laura y Carla había sido una constante en sus vidas desde la infancia. Habían compartido risas, secretos y desafíos a lo largo de los años, pero la dieta de Laura estaba comenzando a poner a prueba incluso la amistad más sólida.

Carla, aunque quería apoyar a su amiga, veía con preocupación cómo Laura se volvía cada vez más obsesiva con la comida y el ejercicio. Notaba que Laura evitaba las reuniones sociales en las que antes habría sido la primera en participar. Las conversaciones giraban cada vez más en torno a las calorías y los planes de alimentación, y Carla comenzaba a extrañar la conexión genuina que compartían.

Una tarde soleada, mientras caminaban juntas por el parque, Carla decidió abordar el tema con delicadeza. "Laura, sé que estás comprometida con tu dieta, pero ¿no sientes que esto te está absorbiendo por completo?

Extraño la Laura que solía disfrutar de la vida y de las pequeñas indulgencias".

Laura suspiró y miró a su amiga con ojos llenos de conflicto. "Carla, entiende que esto es importante para mí. He estado luchando con mi peso durante años, y finalmente estoy haciendo un progreso real. No puedo darme el lujo de desviarme del camino".

Carla asintió con comprensión, pero persistió. "Lo entiendo, Laura, pero también te preocupas por tu bienestar emocional y mental. No puedes dejar que esta dieta te consuma por completo. ¿Recuerdas las noches divertidas que solíamos tener juntas? Extraño esa Laura".

Laura bajó la mirada y se sintió abrumada por la culpa. Sabía que Carla tenía razón, pero su deseo de alcanzar la perfección física a menudo parecía más fuerte que cualquier otra cosa. "Lo siento, Carla. No quiero alejarme de ti. Solo estoy tratando de ser la mejor versión de mí misma".

Carla sonrió con cariño y colocó una mano en el hombro de Laura. "No tienes que disculparte, amiga. Solo quiero que encuentres un equilibrio entre tu salud y tu felicidad. La verdadera serenidad viene de sentirse bien contigo misma en todos los aspectos".

Las palabras de Carla resonaron en el corazón de Laura. Sabía que su amiga la apoyaba de todo corazón, pero también entendía que la búsqueda de la felicidad no se trataba solo de la apariencia física. Esa noche, mientras reflexionaba sobre la conversación en el parque, Laura comenzó a cuestionar sus prioridades.

Decidió que era hora de tomar un enfoque más equilibrado hacia su bienestar. La dieta extrema la había llevado a un punto en el que estaba perdiendo no solo peso, sino también la alegría de vivir. Se dio cuenta de que no quería sacrificar su amistad con Carla ni su propia felicidad en la búsqueda de una imagen corporal ideal.

A medida que los días pasaban, Laura comenzó a flexibilizar su enfoque en la dieta. Aún se cuidaba y se esforzaba por llevar un estilo de vida saludable, pero permitía pequeñas indulgencias sin sentirse culpable. Carla observó el cambio con alegría y las risas y las conversaciones significativas volvieron a formar parte de su amistad.

El camino hacia la serenidad estaba lejos de ser perfecto, pero Laura había aprendido una valiosa lección sobre la importancia de la autenticidad y el amor propio. La amistad entre Laura y Carla se fortaleció aún más a medida que enfrentaron juntas los desafíos de la vida y compartieron la verdadera belleza de ser auténticas consigo mismas y con los demás.

Capítulo 5

La epifanía de Laura

A medida que los días pasaban y Laura flexibilizaba su enfoque en la dieta, comenzó a experimentar una serie de cambios emocionales y mentales. Había llegado a un punto en su viaje en el que la necesidad de ser auténtica y encontrar la verdadera serenidad superaba su obsesión por la pérdida de peso.

Una mañana, mientras miraba su reflejo en el espejo, Laura vio algo nuevo en sus ojos. Ya no se trataba solo de verse más delgada o alcanzar un número específico en la báscula. Se trataba de sentirse bien consigo misma, de aceptarse tal como era y de abrazar su autenticidad.

Laura comenzó a explorar la relación entre la imagen corporal y la autoestima. Se dio cuenta de que había pasado gran parte de su vida buscando la aprobación externa a través de su apariencia física, pero ahora entendía que la verdadera belleza provenía de la confianza y el amor propio. Se comprometió a trabajar en su autoestima y en encontrar la paz interior que había estado buscando.

Carla la apoyó en este nuevo enfoque y juntas comenzaron a practicar la gratitud y la autoaceptación. Laura se dio cuenta de que estaba rodeada de amor y apoyo, y que su valor no dependía de su apariencia. Empezó a abrazar su autenticidad y a compartir su historia con otros que enfrentaban desafíos similares.

Un día, mientras caminaba por el parque con Carla, Laura compartió su nueva perspectiva. "Carla, he llegado a una epifanía. La verdadera serenidad no proviene solo de la pérdida de peso o de cumplir con estándares de belleza irracionales. Provienen de la aceptación de uno mismo y de vivir una vida auténtica".

Carla sonrió y asintió. "Estoy tan orgullosa de ti, Laura. Has recorrido un largo camino y has encontrado la verdadera belleza en tu autenticidad. Ahora eres una inspiración para los demás".

Con el tiempo, Laura siguió haciendo cambios positivos en su vida. Mantuvo hábitos saludables, pero sin obsesionarse. Se unió a grupos de apoyo en línea donde compartió su historia y ofreció consejos a quienes luchaban con problemas similares. Descubrió que la verdadera felicidad residía en abrazar su autenticidad y en ayudar a otros a hacer lo mismo.

A medida que avanzaba en su viaje hacia la serenidad, Laura se dio cuenta de que la autenticidad era el camino hacia la felicidad duradera. No necesitaba cambiar su apariencia para sentirse bien consigo misma; solo necesitaba amarse tal como era y vivir su vida de manera auténtica y plena.

La epifanía de Laura la llevó a un nuevo comienzo, uno en el que su búsqueda de la serenidad estaba arraigada en la aceptación personal y el amor propio. Aunque había tenido altibajos en su camino, finalmente había encontrado el camino hacia la autenticidad y la felicidad que tanto anhelaba.

Capítulo 6
La búsqueda del equilibrio

Con una nueva perspectiva y un compromiso renovado con su bienestar, Laura se embarcó en una búsqueda del equilibrio en su vida. Había dejado atrás las dietas extremas y se había comprometido a seguir un camino de hábitos saludables y sostenibles. En lugar de obsesionarse con la pérdida de peso, se enfocaba en su salud en general.

Su rutina matutina ya no comenzaba con una lucha contra la báscula, sino con una sesión de ejercicios que disfrutaba. Se sentía más fuerte y con más energía que nunca. Laura también había aprendido a escuchar las señales de su cuerpo y a satisfacer sus necesidades nutricionales de manera equilibrada. Ya no se privaba de los alimentos que disfrutaba, pero también sabía cuándo era el momento de optar por opciones más saludables.

Su relación con Carla también había florecido. Las risas y las conversaciones significativas habían vuelto a ser una parte integral de su amistad. Carla admiraba la transformación de Laura, no solo en términos de su apariencia física, sino también en su actitud hacia la vida. Juntas compartían momentos felices sin preocuparse por la comida o la imagen corporal.

Laura encontró apoyo adicional en grupos de apoyo en línea, donde compartía sus experiencias y ofrecía consejos sobre cómo encontrar un equilibrio en la vida. Se dio cuenta de que no estaba sola en su búsqueda y que muchas personas enfrentaban desafíos similares. Su historia de transformación se convirtió en una fuente de inspiración para otros.

A medida que el tiempo pasaba, Laura se dio cuenta de que la verdadera belleza no provenía solo de la apariencia física, sino de la confianza y la autenticidad personal. Había aprendido a abrazar su autenticidad y a vivir una vida llena de significado y propósito. Ya no se medía a sí misma por los estándares irracionales de belleza, sino por su capacidad para ser auténtica y feliz.

El camino hacia la serenidad había sido un viaje lleno de desafíos y aprendizaje, pero Laura había encontrado lo que tanto anhelaba: la paz interior y la verdadera felicidad. Había aprendido a equilibrar su salud física con su bienestar emocional y mental, y estaba en el camino hacia una vida plena y auténtica.

Capítulo 7

Transformación y aceptación

Laura había recorrido un largo camino en su búsqueda de la serenidad. Había aprendido a encontrar un equilibrio entre su salud física, emocional y mental, y había abrazado su autenticidad con amor propio y confianza. Su transformación no era solo física; era una transformación de todo su ser.

A medida que continuaba su viaje, Laura experimentó cambios emocionales y mentales profundos. Ya no se obsesionaba con la pérdida de peso ni buscaba la aprobación externa a través de su apariencia. En su lugar, se enfocaba en vivir una vida auténtica y significativa.

Su relación con Carla se había fortalecido aún más. Habían vuelto a ser inseparables, compartiendo risas y conversaciones significativas sin preocuparse por la comida o la imagen corporal. Carla admiraba la nueva actitud de Laura hacia la vida y su capacidad para encontrar la belleza en la autenticidad.

Laura también continuó participando en grupos de apoyo en línea, donde compartía su historia de transformación y ofrecía consejos a quienes enfrentaban desafíos similares. Había encontrado un sentido de propósito al ayudar a otros a encontrar el equilibrio y la aceptación en sus vidas.

Una noche, mientras reflexionaba sobre su viaje, Laura se dio cuenta de que la verdadera belleza no provenía de la apariencia física, sino de la confianza y la autenticidad personal. Había aprendido a aceptarse a sí misma tal como era, con todos sus imperfecciones y peculiaridades.

Carla la visitó esa noche, y ambas compartieron una conversación profunda sobre la transformación y la aceptación. "Laura, has recorrido un camino increíble", dijo Carla con admiración. "Has encontrado la verdadera belleza en la autenticidad y el amor propio".

Laura sonrió y asintió. "Sí, Carla, finalmente lo he entendido. La aceptación de uno mismo es el camino hacia la verdadera serenidad. Ya no me mido por estándares externos de belleza, sino por mi capacidad para ser auténtica y feliz".

Con el tiempo, Laura se dio cuenta de que su historia tenía el poder de inspirar a otros a buscar la aceptación y la autenticidad en sus vidas. Decidió escribir un libro sobre su viaje, compartiendo sus experiencias y lecciones aprendidas para ayudar a quienes enfrentaban desafíos similares.

La historia de Laura inspiró a muchas personas a encontrar el equilibrio entre su salud física, emocional y mental, y a abrazar su autenticidad con amor propio y confianza.

Laura había encontrado la verdadera belleza en la aceptación de sí misma, y su viaje la había llevado a una vida plena y auténtica. Había aprendido que la serenidad no se encontraba en la búsqueda obsesiva de la perfección física, sino en el amor propio y la autenticidad.

Su historia se convirtió en un testimonio de la transformación y la aceptación, y recordó a todos que la verdadera belleza proviene de ser auténtico y feliz en uno mismo.

Parte 2 Transformación y Aceptación

Capítulo 8

Un Nuevo Comienzo

El sol brillaba en el horizonte, y una brisa cálida acariciaba el rostro de Laura mientras caminaba por el parque. Era un nuevo amanecer, y con él llegaba un nuevo capítulo en su vida. Desde que había completado su libro "Transformación y Aceptación", su vida había experimentado cambios profundos.

Desde la última vez que los lectores la vieron, Laura había seguido su camino hacia la serenidad. Había aprendido a vivir una vida más equilibrada y auténtica, pero eso no significaba que su viaje hubiera terminado. De hecho, estaba comenzando un nuevo capítulo lleno de desafíos y oportunidades.

En esta etapa de su vida, Laura había decidido continuar su educación y perseguir una carrera en el campo de la psicología. Siempre había sentido una conexión profunda con la salud mental y el bienestar emocional, y ahora estaba decidida a ayudar a otros de manera más directa.

El primer día de clases en la universidad marcaba el inicio de esta nueva aventura. Laura se sentía emocionada pero también un poco nerviosa. No había estado en un entorno académico en años, y el reto de equilibrar sus estudios con su vida personal la llenaba de anticipación.

Al entrar en el campus, se encontró con nuevos compañeros de clase, cada uno con su propia historia y motivación para estudiar psicología. Laura estaba ansiosa por aprender de ellos y compartir sus propias experiencias. Sabía que este camino no sería fácil, pero estaba decidida a enfrentar cualquier desafío que se presentara.

El primer día de clases pasó rápido, y Laura regresó a casa con un montón de lecturas y tareas por hacer. Mientras se sentaba frente a su escritorio, reflexionó sobre cómo su vida había cambiado desde que comenzó su viaje hacia la serenidad.

Recordó las lecciones de aceptación, amor propio y autenticidad que había aprendido en el pasado. Sabía que estas lecciones la guiarían en esta nueva etapa de su vida. A pesar de los desafíos que vendrían, Laura estaba lista para enfrentarlos con valentía y determinación.

El sol se ocultaba lentamente en el horizonte, pero en el corazón de Laura, brillaba una luz interior que la impulsaría hacia adelante. Este era solo el comienzo de su nueva aventura, y estaba lista para abrazar cada momento de este nuevo capítulo en busca de la serenidad.

Capítulo 9

Nuevos Desafíos

Los días se convirtieron en semanas y las semanas en meses mientras Laura continuaba su viaje en busca de la serenidad. A medida que avanzaba en su carrera de psicología, se encontraba con nuevos desafíos que la obligaban a crecer y aprender de formas inesperadas.

Uno de los desafíos más significativos fue su primera asignación clínica en el centro de salud mental de la universidad. Laura estaba emocionada pero también nerviosa por la responsabilidad que esto implicaba. Durante su primer día en el centro, fue asignada a trabajar con un grupo de adolescentes que luchaban contra la ansiedad y la depresión.

La experiencia resultó ser un recordatorio vívido de la complejidad de la salud mental. Laura se dio cuenta de que no existían respuestas fáciles ni soluciones instantáneas. Su empatía y comprensión crecieron a medida que escuchaba las historias de los adolescentes y los ayudaba a encontrar formas de enfrentar sus desafíos.

En su vida personal, Laura también enfrentaba desafíos. El equilibrio entre sus estudios, las tareas clínicas y su vida social no siempre era sencillo. Había noches en las que se encontraba agotada, pero su determinación la impulsaba a seguir adelante.

Además de los desafíos académicos y profesionales, Laura también experimentaba desafíos emocionales y mentales. A veces, las dudas y la inseguridad se apoderaban de ella, haciendo que cuestionara si estaba en el camino correcto. Pero recordaba las lecciones de amor propio y aceptación que había aprendido en su viaje anterior y las aplicaba a sí misma con compasión.

A pesar de los desafíos, Laura encontraba gratificación en su trabajo y en su búsqueda de la serenidad. Sabía que estaba donde debía estar y que cada desafío era una oportunidad para crecer. La aceptación de uno mismo y el amor propio se habían convertido en pilares sólidos que la sostenían en momentos de dificultad.

A medida que los meses pasaban, Laura se daba cuenta de que la vida estaba llena de altibajos, pero también de oportunidades para crecer y aprender. Sus nuevos desafíos la estaban moldeando en una versión aún más fuerte y comprensiva de sí misma.

Este capítulo marcaba el inicio de una serie de desafíos en la vida de Laura mientras continuaba su viaje hacia la serenidad. Aunque los obstáculos eran diversos y a veces abrumadores, Laura estaba decidida a enfrentarlos con valentía y determinación, sabiendo que cada experiencia la acercaba un paso más a la autenticidad y la aceptación.

Capítulo 10
Relaciones y Amistades

A medida que Laura avanzaba en su carrera de psicología y continuaba su búsqueda de la serenidad, sus relaciones y amistades desempeñaban un papel crucial en su vida. Había aprendido que el apoyo social y emocional era fundamental para su bienestar.

Su amistad con Carla seguía siendo un pilar sólido en su vida. A pesar de las demandas de su nueva carrera y la distancia física que las separaba, seguían en contacto regularmente. Sus conversaciones eran un refugio en medio de las tensiones académicas y profesionales.

Carla siempre había sido una amiga leal y comprensiva, y su relación se había profundizado con los años. Laura agradecía tener a alguien en su vida que la aceptara incondicionalmente y con quien pudiera compartir sus pensamientos más profundos y sus emociones más intensas.

Además de Carla, Laura también había establecido nuevas relaciones con sus compañeros de clase. Había conocido a personas con una pasión similar por la psicología y el bienestar emocional. Juntos, compartían conocimientos y experiencias, lo que enriquecía su aprendizaje y crecimiento personal.

En su trabajo clínico en el centro de salud mental de la universidad, Laura había formado conexiones con sus supervisores y compañeros de trabajo. Había aprendido de mentores comprensivos que la guiaban en su desarrollo profesional. Se sentía agradecida por el apoyo y la orientación que recibía en su camino hacia convertirse en psicóloga.

Sin embargo, no todas las relaciones eran fáciles. Laura también había enfrentado desafíos en su vida personal. Algunas amistades antiguas habían cambiado a medida que ella evolucionaba, y hubo momentos en los que se sintió incomprendida o distante de personas que habían sido importantes en su pasado.

A pesar de estos desafíos, Laura entendía que las relaciones eran dinámicas y estaban sujetas a cambios. Había aprendido a valorar las conexiones genuinas y a priorizar las amistades que la apoyaban en su búsqueda de la serenidad y la autenticidad.

Capítulo 11

Aventuras y Experiencias

Laura había aprendido que la vida estaba llena de oportunidades para crecer y aprender, y estaba decidida a aprovechar cada experiencia que se presentara en su camino. A medida que avanzaba en su carrera y continuaba su búsqueda de la serenidad, se embarcaba en nuevas aventuras y vivencias que la desafiaban y enriquecían.

Una de las experiencias más emocionantes fue su participación en un programa de voluntariado en un refugio para personas sin hogar. Laura creía en la importancia de dar de vuelta a la comunidad y ayudar a aquellos que más lo necesitaban. Trabajar con personas sin hogar le brindó una perspectiva nueva y profunda sobre la vida y la resiliencia humana.

Las historias de los residentes del refugio eran conmovedoras y a menudo desgarradoras. Laura escuchaba atentamente sus relatos y ofrecía apoyo emocional. A través de esta experiencia, aprendió a apreciar aún más su propia vida y a valorar las pequeñas cosas que a menudo se daban por sentadas.

Otra aventura que Laura emprendió fue un viaje de mochilero por un país extranjero. Durante semanas, exploró paisajes desconocidos, probó nuevos alimentos y conoció personas de diferentes culturas. El viaje la sacó de su zona de confort y la desafió a confiar en sí misma y en su capacidad para adaptarse a lo desconocido.

En su vida académica, Laura también se enfrentó a oportunidades emocionantes. Tuvo la oportunidad de trabajar en un proyecto de investigación que exploraba el impacto de las terapias de grupo en la salud mental. Su contribución a la investigación la hacía sentirse parte de algo más grande que ella misma, y esperaba que sus esfuerzos pudieran ayudar a mejorar la vida de otras personas.

A medida que Laura experimentaba estas aventuras y vivencias, también enfrentaba momentos de incertidumbre y desafío. A veces, se sentía fuera de su zona de confort y se preguntaba si estaba tomando las decisiones correctas. Sin embargo, recordaba las lecciones de amor propio y aceptación que había aprendido en su viaje anterior y confiaba en su capacidad para superar cualquier obstáculo.

Capítulo 12

Contribución

A medida que Laura avanzaba en su carrera y continuaba su búsqueda de la serenidad, encontró una nueva fuente de significado y propósito en su vida: la comunidad y la contribución a los demás. Había descubierto que dar de sí misma y ayudar a los demás enriquecía su propio camino hacia la autenticidad y la aceptación.

Laura se había involucrado activamente en su comunidad a través de diversas actividades de voluntariado. Además de su trabajo en el refugio para personas sin hogar, también participaba en programas de apoyo para jóvenes en riesgo y en grupos de ayuda para personas que luchaban con problemas de salud mental. Estas experiencias la conectaban con personas de diferentes orígenes y realidades, y la hacían sentirse parte de algo más grande que ella misma.

En su tiempo libre, Laura también había comenzado a dar charlas y talleres en su comunidad sobre temas relacionados con la salud mental, la autoaceptación y el amor propio. Sus conocimientos y experiencias personales resonaban con aquellos que buscaban orientación y apoyo en sus propios viajes hacia la serenidad.

Además de su trabajo en la comunidad, Laura había establecido vínculos más profundos con sus amigos y compañeros de clase. Organizaban eventos y actividades juntos, creando un sentido de comunidad que la hacía sentirse respaldada y valorada.

Laura había aprendido que la contribución a los demás no solo enriquecía sus propias experiencias, sino que también fortalecía su autoestima y amor propio. Sentirse útil y apreciada por la comunidad la ayudaba a recordar la importancia de la autenticidad y la aceptación.

A pesar de sus desafíos académicos y profesionales, Laura encontraba un equilibrio en su vida al dedicar tiempo a contribuir a la comunidad. Sabía que su trabajo como futura psicóloga y su compromiso con el bienestar emocional de los demás eran parte integral de su propio viaje hacia la serenidad.

Capítulo 13

Uniendo Hilos

A medida que Laura avanzaba en su carrera y su búsqueda de la serenidad, se dio cuenta de que había algunas historias secundarias en su vida que necesitaban ser cerradas. Había relaciones y asuntos pendientes que requerían su atención antes de poder seguir adelante plenamente.

Uno de estos asuntos involucraba a un antiguo amigo de la universidad, Alex. Habían tenido una amistad cercana en el pasado, pero después de una serie de malentendidos y desacuerdos, su relación se había enfriado. Durante años, ambos habían seguido adelante por caminos separados, pero Laura sentía que era hora de abordar el tema.

Se pusieron en contacto y decidieron reunirse para conversar. Fue una conversación honesta y emocional en la que ambos expresaron sus puntos de vista y sentimientos. A pesar de las diferencias pasadas, Laura y Alex lograron llegar a un entendimiento y decidieron perdonarse mutuamente. Cerraron esa historia con un abrazo y la esperanza de poder reconstruir su amistad en el futuro.

Otra historia que Laura decidió cerrar involucraba a su relación con la comida. A lo largo de los años, había aprendido a tener una relación más saludable con la alimentación, pero todavía tenía momentos en los que se sentía tentada por dietas extremas o patrones alimentarios restrictivos.

Laura se dio cuenta de que necesitaba abordar este aspecto de su vida de manera más consciente. Buscó la ayuda de un terapeuta especializado en trastornos alimentarios y comenzó a trabajar en sus pensamientos y comportamientos en torno a la comida. A través de este proceso, logró cerrar la historia de su lucha constante con las dietas y la aceptación de su cuerpo.

Capítulo 14

Reflexiones y Lecciones Aprendidas

Laura se sentó en su rincón favorito del parque, observando cómo las hojas caían suavemente de los árboles, anunciando la llegada del otoño. Era un momento de reflexión en su vida, un tiempo para mirar atrás y considerar las lecciones que había aprendido en su viaje hacia la serenidad.

Durante su viaje, Laura había experimentado altibajos, desafíos y momentos de alegría. Había enfrentado sus miedos, había cerrado historias no resueltas y había contribuido a su comunidad. A medida que reflexionaba sobre su viaje, algunas lecciones clave surgían en su mente.

Lección 1: La aceptación de uno mismo es un viaje constante

Laura había aprendido que la aceptación de uno mismo no era un destino final, sino un proceso continuo. A lo largo de su vida, seguiría encontrando desafíos y momentos en los que necesitaría recordarse a sí misma el valor de ser auténtica y amarse tal como era.

Lección 2: La contribución a los demás enriquece la vida

Su participación en la comunidad y su contribución a través del voluntariado y el trabajo en salud mental le habían enseñado que dar a los demás no solo era gratificante, sino que también la conectaba con un sentido más profundo de propósito y significado.

Lección 3: Las relaciones son valiosas y cambiantes

Laura había experimentado cómo las relaciones podían cambiar con el tiempo, pero también cómo algunas amistades eran tan sólidas como el tiempo mismo. Había aprendido a valorar las conexiones genuinas y a ser flexible en su entendimiento de las personas.

Lección 4: El amor propio es un acto de compasión hacia uno mismo

Había interiorizado la idea de que el amor propio no era egoísmo, sino un acto de compasión hacia uno mismo. Se había dado cuenta de que, al cuidar de sí misma y practicar la autenticidad, podía ser una persona más plena y capaz de ayudar a los demás de manera más efectiva.

Laura tomó una bocanada de aire fresco mientras las hojas doradas caían a su alrededor. Se sentía agradecida por todas las experiencias que había vivido y por las lecciones que había aprendido. Sabía que el viaje hacia la serenidad era una travesía que continuaría a lo largo de su vida, pero estaba lista para enfrentarlo con valentía y determinación.

La búsqueda de la serenidad la había llevado por un camino de crecimiento personal y autenticidad. A través de sus reflexiones y lecciones aprendidas, Laura estaba cada vez más cerca de vivir una vida en la que el amor propio y la aceptación fueran los faros que la guiaran.

Capítulo 15

Un Nuevo Comienzo para Todos

El invierno había llegado, y el parque que Laura tanto amaba estaba cubierto de nieve. A medida que caminaba por el sendero, el crujido de sus pasos sobre la nieve fresca llenaba el aire. Era un momento de reflexión y anticipación, un tiempo para contemplar el futuro que se avecinaba.

Laura había crecido y evolucionado en su viaje hacia la serenidad. Había aprendido a aceptarse a sí misma, a amarse incondicionalmente y a encontrar un sentido de propósito en su contribución a la comunidad. Ahora, estaba lista para enfrentar un nuevo capítulo en su vida.

Después de años de estudio y trabajo, Laura se graduó como psicóloga y comenzó a ejercer en su propia consulta. Se había convertido en una defensora apasionada de la salud mental y estaba decidida a ayudar a las personas a encontrar la serenidad y el bienestar emocional en sus propias vidas.

Su amistad con Carla seguía siendo un apoyo constante, y habían decidido colaborar en la creación de un programa de apoyo en línea para personas que luchaban con la autoaceptación y el amor propio. Juntas, compartían sus conocimientos y experiencias para ayudar a otros en su viaje hacia la autenticidad.

Laura también había establecido una relación sólida con Alex, su antiguo amigo de la universidad. Su reconciliación había fortalecido su amistad, y ahora trabajaban juntos en proyectos de divulgación sobre salud mental y aceptación corporal.

En su vida personal, Laura había encontrado un equilibrio entre su carrera, su comunidad y su bienestar emocional. Seguía practicando la autenticidad y el amor propio en cada aspecto de su vida, recordándose a sí misma que era suficiente tal como era.

El mensaje central de su viaje era claro: la serenidad no era un destino, sino un camino continuo de autodescubrimiento y aceptación. Laura sabía que, aunque había recorrido un largo camino, su viaje estaba lejos de haber terminado. Seguiría creciendo y aprendiendo a medida que avanzara en su vida.

El parque estaba tranquilo y sereno bajo la capa de nieve, y Laura se sentía en paz consigo misma y con el mundo que la rodeaba. Había encontrado la serenidad en la aceptación de su autenticidad y en la contribución a los demás.

Parte 3
Encontrando la Serenidad y el Amor Propio

Capítulo 16
Afrontando el Cambio

Laura se encontraba en un punto de inflexión en su vida. Después de haber recorrido un largo camino en su viaje hacia la serenidad, estaba a punto de embarcarse en una nueva etapa llena de oportunidades y desafíos. Había llegado el momento de enfrentar nuevos comienzos, tanto a nivel personal como profesional.

En lo personal, Laura había tomado una decisión que cambiaría su vida. Había decidido mudarse a una nueva ciudad, dejando atrás el lugar que había sido su hogar durante muchos años. Esta decisión no había sido fácil, pero Laura sentía que era el momento adecuado para un cambio.

La nueva ciudad estaba llena de promesas y posibilidades, pero también presentaba desafíos desconocidos. Laura se enfrentaba a la tarea de construir una nueva vida, establecer relaciones y encontrar su lugar en un entorno completamente diferente.

A nivel profesional, Laura estaba emocionada de continuar su carrera como psicóloga. Había establecido su propia consulta y estaba lista para ayudar a las personas a encontrar la serenidad y el bienestar emocional. Sus experiencias personales la habían convertido en una defensora apasionada de la salud mental, y estaba decidida a hacer una diferencia en la vida de sus pacientes.

A medida que se sumergía en su nueva vida, Laura recordaba las lecciones que había aprendido en su viaje anterior. Sabía que la serenidad no era un destino final, sino un camino continuo de autodescubrimiento y amor propio. Estaba lista para aplicar esas lecciones en su nueva vida y enfrentar cualquier desafío con valentía y determinación.

El futuro estaba lleno de incertidumbre, pero Laura estaba lista para abrazarlo. Había aprendido que cada día era una oportunidad para un nuevo comienzo, y estaba decidida a vivir su vida con autenticidad y amor propio, sin importar las circunstancias que se presentaran.

Capítulo 17

Desafíos Inesperados

Laura había comenzado su nueva vida con una sensación de emoción y determinación, pero pronto se dio cuenta de que el camino hacia la serenidad estaba lleno de desafíos inesperados. A medida que se establecía en la nueva ciudad y continuaba su carrera como psicóloga, se encontraba enfrentando obstáculos que no había anticipado.

Uno de los desafíos más notables fue la adaptación a un entorno completamente diferente. La nueva ciudad tenía su propio ritmo, sus propias costumbres y su propia cultura. Laura se encontró navegando por un mundo desconocido, tratando de encontrar su lugar en esta comunidad diversa.

Además, el establecimiento de su consulta de psicología presentaba desafíos únicos. La competencia era feroz, y Laura tuvo que trabajar arduamente para atraer a nuevos pacientes y construir su reputación. Se enfrentó a momentos de duda y ansiedad, preguntándose si estaba tomando la decisión correcta al abrir su propia práctica.

En su vida personal, también hubo desafíos inesperados. Laura tuvo que construir nuevas amistades y relaciones en la ciudad, lo que la hizo salir de su zona de confort. Se dio cuenta de que establecer conexiones significativas requería tiempo y esfuerzo, pero estaba dispuesta a enfrentar este desafío.

A pesar de los obstáculos, Laura recordaba las lecciones que había aprendido en su viaje anterior. Sabía que la serenidad no era la ausencia de dificultades, sino la capacidad de enfrentarlas con amor propio y resiliencia. Utilizaba sus propias experiencias y conocimientos para guiar a sus pacientes a través de sus desafíos, lo que la hacía aún más consciente de la importancia de su trabajo.

A medida que se sumergía en su nueva vida, Laura estaba decidida a superar los desafíos inesperados que se presentaban. Sabía que cada obstáculo era una oportunidad para crecer y aprender, y estaba dispuesta a abrazar cada experiencia, por difícil que fuera, como parte de su viaje hacia la serenidad.

Capítulo 18

Explorando el Mundo

La nueva ciudad estaba llena de posibilidades y Laura estaba decidida a explorarlas al máximo. A medida que se sumergía en su nueva vida, se daba cuenta de que había muchas experiencias por descubrir y aventuras por emprender.

Una de las primeras cosas que Laura decidió hacer fue explorar la ciudad en sí. Cada rincón estaba lleno de historia y cultura, y ella se dedicó a recorrer las calles, visitar museos, probar la comida local y conocer a las personas que hacían de este lugar un hogar. Descubrió que cada encuentro y cada lugar nuevo eran oportunidades para aprender y crecer.

Además de explorar su entorno inmediato, Laura también decidió embarcarse en viajes más allá de la ciudad. Planeó escapadas a lugares cercanos y aventuras en la naturaleza. Cada viaje era una oportunidad para conectarse con la belleza del mundo y encontrar serenidad en la vastedad de la naturaleza.

En su vida profesional, Laura estaba comprometida con su carrera como psicóloga. Había establecido una clientela en crecimiento y continuaba ayudando a las personas a encontrar la serenidad y el bienestar emocional. Su enfoque en la salud mental y el amor propio se había vuelto aún más profundo a medida que experimentaba nuevas situaciones y desafíos en su trabajo.

A medida que exploraba el mundo que la rodeaba, Laura encontraba inspiración en cada experiencia. Aprendió a apreciar la belleza de la vida y a mantener su amor propio en el proceso. Sabía que el viaje hacia la serenidad no solo implicaba mirar hacia adentro, sino también abrazar el mundo exterior y todas sus maravillas.

Capítulo 19

Inspirando a Otros

A medida que Laura continuaba su viaje hacia la serenidad en la nueva ciudad, se daba cuenta de que su historia estaba llegando a un público más amplio. Personas de todo el mundo se habían sentido inspiradas por su viaje y habían comenzado sus propios caminos hacia el amor propio y la autenticidad.

Laura recibía correos electrónicos y mensajes de personas que compartían sus historias y sus desafíos. Había madres que luchaban con la presión de la maternidad, jóvenes que se enfrentaban a la inseguridad en la escuela y adultos que buscaban reconciliarse con su imagen corporal. Todos encontraron consuelo y orientación en la historia de Laura.

Junto a Carla, su amiga y colaboradora, Laura decidió crear una comunidad en línea donde estas personas pudieran compartir sus experiencias y encontrar apoyo mutuo. Crearon un espacio seguro donde la autenticidad y el amor propio eran celebrados, y donde las historias de transformación eran el centro de atención.

El programa en línea que Laura y Carla habían creado estaba creciendo rápidamente. Cada semana, organizaban charlas y eventos en vivo donde compartían sus conocimientos y experiencias. También invitaban a invitados especiales que compartían sus propias historias de superación y aceptación.

A través de su trabajo en línea, Laura estaba inspirando a otros a abrazar su autenticidad y a encontrar la serenidad en sus propias vidas. Sabía que su viaje no solo era personal, sino que tenía un impacto en la comunidad más amplia. Se sentía agradecida por la oportunidad de hacer una diferencia en la vida de las personas y de contribuir al bienestar emocional de otros.

Capítulo 20
Trayectoria Profesional y Académica

A medida que Laura continuaba su vida en la nueva ciudad, su carrera como psicóloga seguía creciendo y evolucionando. Había establecido su propia consulta y se había convertido en un recurso valioso para la comunidad en busca de apoyo en temas de salud mental y amor propio.

Su trabajo como psicóloga le permitía aplicar las lecciones que había aprendido en su propio viaje hacia la serenidad. Trataba a pacientes que luchaban con la autoaceptación, la imagen corporal y la ansiedad, y utilizaba su experiencia personal para guiarlos hacia una mayor comprensión de sí mismos y el desarrollo del amor propio.

Laura también se había convertido en una defensora apasionada de la salud mental y el bienestar emocional. Participaba en charlas y seminarios en la comunidad, compartiendo su conocimiento sobre la importancia de la autenticidad y el amor propio. Hablaba sobre cómo estos aspectos eran fundamentales para una vida plena y saludable.

Además de su trabajo práctico, Laura también estaba comprometida con su desarrollo académico. Había decidido continuar su educación y se había inscrito en cursos y programas que ampliaban sus conocimientos en psicología y salud mental. Estaba decidida a estar al día con las últimas investigaciones y enfoques terapéuticos para brindar el mejor cuidado a sus pacientes.

Su relación con Alex, su amigo de la universidad, también había crecido en el ámbito profesional. Habían comenzado a colaborar en proyectos de divulgación sobre salud mental y aceptación corporal. Juntos, presentaban talleres y charlas que ayudaban a las personas a comprender la importancia del amor propio y la autenticidad.

A medida que Laura avanzaba en su carrera y su educación, se daba cuenta de que su viaje hacia la serenidad nunca terminaría por completo. Sabía que siempre había más por aprender y que siempre habría desafíos nuevos y emocionantes en su camino. Pero estaba comprometida a seguir creciendo y contribuyendo al bienestar de los demás.

Capítulo 21

El Equilibrio de la Serenidad

Laura se encontraba en un punto de su vida en el que equilibrar sus responsabilidades personales y profesionales era esencial para mantener su serenidad. Había aprendido a lo largo de su viaje que el amor propio y la autenticidad eran fundamentales, pero también había comprendido la importancia de mantener un equilibrio en todas las áreas de su vida.

En su consulta de psicología, Laura se esforzaba por ayudar a sus pacientes a encontrar este equilibrio. Muchos de ellos se enfrentaban a desafíos similares, luchando con la presión de la vida moderna, el estrés y la búsqueda constante de la perfección. Laura compartía su propio viaje hacia la serenidad como un ejemplo de cómo se podía encontrar un equilibrio entre el trabajo, las relaciones y el autocuidado.

En su vida personal, Laura había aprendido a establecer límites y a cuidar de sí misma. Pasaba tiempo de calidad consigo misma, practicando la meditación y la atención plena para mantener su bienestar emocional. También valoraba las conexiones con amigos y seres queridos, reconociendo la importancia de las relaciones auténticas en su vida.

El parque donde solía caminar seguía siendo un refugio de serenidad para Laura. Cada vez que caminaba entre los árboles y la naturaleza, se sentía conectada con su propio ser y con el mundo que la rodeaba. Era un recordatorio constante de la importancia de la serenidad y el equilibrio en su vida.

El equilibrio de la serenidad no era un estado estático, sino un proceso en constante evolución. Laura sabía que había días en los que se sentía más centrada y otros en los que las demandas de la vida la desafiaban. Pero había aprendido a abrazar estos altibajos con compasión y amor propio, sabiendo que formaban parte de su viaje.

Capítulo 22

Un Futuro Abierto

A medida que Laura reflexionaba sobre su viaje hasta este punto, se daba cuenta de que el futuro se extendía ante ella como un lienzo en blanco lleno de posibilidades. Había superado desafíos, abrazado la serenidad y aprendido lecciones valiosas sobre el amor propio y la autenticidad. Ahora, miraba hacia adelante con esperanza y determinación.

En su consulta de psicología, Laura continuaba ayudando a las personas a encontrar la serenidad y el bienestar emocional. Su pasión por su trabajo no había disminuido; de hecho, había crecido aún más profunda con el tiempo. Cada día, se sentía agradecida por la oportunidad de impactar positivamente en las vidas de sus pacientes.

Laura también seguía colaborando con Carla y Alex en proyectos que promovían la salud mental y la aceptación corporal. Habían expandido su alcance y llegaban a un público cada vez mayor. Sabían que su trabajo estaba haciendo una diferencia en la comunidad, y eso los motivaba a seguir adelante.

En su vida personal, Laura continuaba explorando nuevas aventuras y experiencias. Cada día era una oportunidad para aprender algo nuevo, ya sea a través de viajes, cursos, amistades o simplemente momentos de reflexión. Estaba decidida a seguir creciendo como individuo y a vivir su vida con autenticidad y amor propio.

Aunque había superado muchos obstáculos en su viaje hacia la serenidad, Laura sabía que el camino nunca terminaba por completo. Seguiría enfrentando desafíos y experimentando altibajos, pero eso era parte de la vida. Lo importante era que ahora tenía las herramientas y la comprensión necesarias para afrontar cualquier desafío con resiliencia y amor propio.

El futuro estaba lleno de posibilidades emocionantes, y Laura estaba lista para abrazarlas. Sabía que, al mantener su compromiso con la serenidad, el amor propio y la autenticidad, podía enfrentar cualquier desafío que se presentara y vivir una vida llena de significado y propósito.

Epílogo

Más Allá del Viaje

El viaje de Laura hacia la serenidad había sido largo y lleno de altibajos, pero a medida que miraba hacia atrás, se daba cuenta de cuánto había crecido y evolucionado a lo largo de los años. Había aprendido que la serenidad no era un destino final, sino un camino constante de autodescubrimiento y amor propio.

La historia de Laura, que comenzó con luchas y frustraciones en el mundo de las dietas, había evolucionado en una historia de fortaleza, resiliencia y autenticidad. Había aprendido a abrazar su verdadero yo, a cuidar de su bienestar emocional y a inspirar a otros a hacer lo mismo.

El viaje de Laura también la había llevado a un lugar de realización personal y profesional. Había establecido su propia consulta de psicología, ayudado a innumerables personas a encontrar la serenidad y se había convertido en una defensora apasionada de la salud mental y el amor propio.

Pero Laura sabía que su viaje nunca terminaría por completo. La vida estaba llena de desafíos y cambios, y cada día era una oportunidad para aprender y crecer. Seguiría enfrentando altibajos, pero ahora tenía las herramientas y la comprensión necesarias para abrazar cada experiencia con amor propio y autenticidad.

Este libro había sido un registro de su viaje, un testimonio de las lecciones que había aprendido y las experiencias que había compartido. Esperaba que su historia pudiera inspirar a otros a encontrar su propia serenidad y amor propio, independientemente de las luchas que enfrentaran.

En última instancia, Laura había descubierto que la serenidad no residía en la perfección o la ausencia de desafíos, sino en la capacidad de abrazar la vida con autenticidad y amor propio, en cada momento, en cada capítulo del viaje.

Y así, más allá del viaje que había comenzado con dietas frustrantes, Laura había encontrado un lugar de paz y autenticidad en su propia vida. Mirando hacia adelante, sabía que el camino seguía, pero lo recorría con un corazón ligero y una mente serena.

Conclusión

En el transcurso de estas páginas, hemos seguido a Laura en su emocionante viaje hacia la serenidad. A lo largo de su historia, hemos sido testigos de sus altibajos, sus desafíos y sus triunfos. Pero, sobre todo, hemos presenciado su transformación en una persona que ha aprendido a abrazar la autenticidad y el amor propio.

El viaje de Laura no ha sido uno de dietas milagrosas ni de búsquedas frenéticas de la perfección. Ha sido un viaje de autodescubrimiento y aceptación, un camino que muchos de nosotros también enfrentamos en nuestras vidas. Laura ha enfrentado sus propios demonios y ha aprendido a mirarse con compasión, a abrazar sus imperfecciones y a amarse a sí misma sin condiciones.

En su búsqueda de la serenidad, Laura también ha descubierto la importancia de la comunidad y la contribución a los demás. Ha aprendido que dar de sí misma no solo enriquece su vida, sino que también la conecta con un propósito más profundo y la ayuda a crecer como ser humano.

Las lecciones que Laura ha aprendido a lo largo de su viaje son universales. El amor propio, la autenticidad y la aceptación son ingredientes esenciales para una vida plena y significativa. A través de sus experiencias y reflexiones, Laura nos recuerda que cada uno de nosotros tiene el poder de transformar nuestra relación con nosotros mismos y con el mundo que nos rodea.

A medida que cerramos este libro, no es el final de la historia de Laura, ni tampoco es el final de la nuestra. Es un recordatorio de que el viaje hacia la serenidad es un camino continuo, una travesía que abrazamos día a día. Nos enfrentamos a desafíos, pero también a oportunidades para crecer y aprender.

Esperamos que la historia de Laura haya resonado contigo de alguna manera, que haya inspirado tu propio viaje hacia la autenticidad y el amor propio. Recuerda que no estás solo en este viaje, que hay comunidad y apoyo a tu alrededor, y que cada día es una oportunidad para un nuevo comienzo.

Que esta historia de Laura te inspire a abrazar tu propia autenticidad, a amarte a ti mismo incondicionalmente y a vivir una vida llena de serenidad y significado. Porque, al final del día, el mayor regalo que podemos darnos a nosotros mismos es el regalo del amor propio y la aceptación.

Gracias por unirte a nosotros en este viaje, y que tu propio camino hacia la serenidad sea tan hermoso y transformador como el de Laura.

Sobre el Autor

Rodolfo Polanco es el seudónimo literario de un misterioso autor que ha cautivado a los lectores con sus historias intrigantes y su prosa elegante. Nacido en las montañas de la imaginación, Polanco ha pasado toda su vida explorando los confines de la mente humana y plasmándolos en sus novelas.

A lo largo de su carrera literaria, Rodolfo Polanco ha sido aclamado por su capacidad para tejer tramas complejas, personajes memorables y un estilo literario único que desafía las convenciones. Sus obras son un festín para los amantes de la literatura, transportándolos a mundos alternativos, tiempos históricos olvidados y emociones profundas que dejan una huella imborrable en el alma del lector.

Aunque Polanco mantiene su identidad en secreto, se rumorea que pasó años viajando por el mundo, absorbiendo las culturas y experiencias que nutren sus historias. Ha sido comparado con los grandes maestros de la literatura y su influencia es innegable en las generaciones de escritores que lo han seguido.

En sus propias palabras, Polanco se define como un buscador de verdades ocultas y un contador de historias apasionado. Su objetivo es llevar a los lectores a lugares inexplorados de la mente y el corazón, desafiándolos a cuestionar la realidad y descubrir la belleza en lo inesperado.

Las obras de Rodolfo Polanco son un regalo para aquellos que buscan la literatura como una puerta hacia lo desconocido y un espejo en el que reflejar sus propias almas.